CU00692448

DESCRIPTION

D'UN

REMÉDE

PEU COUTEUX ET LE PLUS EFFICACE
POUR GUÉRIR RADICALEMENT

LA GALE

AVEC

UN PLAN FACILE

D'EXTIRPER EN PEU DE TEMS
CETTE MALADIE CONTAGIEUSE
DE TOUTES LES ARMÉES,

PUBLIÉE

POUR LE BIEN DE L'HUMANITÉ
SOUFFRANTE

PAR

J. G. C. A. HUPSCH DE LONTZEN,
Membre des Académies & Sociétés littéraires
d'Augsbourg, de la Rochelle, de Manheim,
de Munic, de Harlem, de Flessingue,
d'Utrecht, de Batavia, de Boston,
de Berlin, de Cassel, &c. &c.

A COLOGNE sur le RHIN
chez J. G. LANGEN, Libraire, Rue
unter setten Hennen.

DESCRIPTION
D'UN
REMEDE EFFICACE
CONTRE LA GALE.

§. 1. Je crois rendre un fervice des plus importans à l'humanité fouffrante & particulièrement aux Armées & aux Flottes, en publiant un remede contre la Gale, dont j'ai obfervé tant d'excellens effets.

§. 2. C'eft un fait connû de tout le monde, que durant les guerres cette maladie incommode fe propage d'une manière étonnante. Cette maladie n'eft pas particulière à une feule nation, ni à un feul pays, mais de tout tems & dans tous les pays, où des armées fe font formées, ce fléau a fait des progrès rapides c'eft toujours la réunion d'un très grand nombre d'hommes, qui accélère la propagation de la gale.

§. 3. On réconnoit cette maladie de la peau par le fymptome principal, lequel consiste en une éruption de petites puftules, qui paroiffent en-

tre

tre les doigts, aux jarrets, à toutes les jointures & quelquesfois fur tout le corps. Ces puftules caufent une démangeaifon très incommode.

§. 4. Il y a deux especes de Gale, l'une qu'on appelle communément GALE SECHE ou GRATELLE; l'autre la GALE HUMIDE ou la GALE GROSSE.

§. 5. Le remede, dont il eft ici queftion, confifte en cinq ingrédiens, favoir:

I) La racine d'Aunée, *Enula campana*, *Helenium*: en allem. *Alantwurzel.*

II) La Sauge, *Salvia*, en allem. *Salbey.*

III) Le Vitriol blanc, *Vitriolum album*, en allem. *weiſſer Vitriol.*

IV) Le Nitre, *Sal Petrœ*, *Nitrum*, en allem. *Salpeter.*

V) Le Soufre, *Sulphur*, en allem. *Schwefel.*

Tous ces ingrediens doivent être reduits pour l'ufage en poudre très fine.

§. 6. Voici la compofition du Topique ou de l'Onguent pour guèrir parfaitement la Gale. On prend:

A)

A) De la racine d'Aunée *un quart d'once.*

B) Des feuilles de Sauge *un quart d'once.*

C) Du Vitriol blanc *une demie once.*

D) Du Nitre *un scrupule.*

E) Du Souffre *une demie once & un quart d'once.*

Si l'on n'est pas à portée de se procurer la racine d'Aunée, on prendra une demie once de feuilles de Sauge, reduites en poudre pour cette compofition. Au lieu du Soufre en baton, on prendra les Fleurs du Soufre. On obfervera le même poid dans des grandes compofitions. Si l'on veut faire une grande compofition à la fois, elle ne doit jamais furpaffer une livre de chaque ingrédient, car fi l'on veut faire à la fois une plus grande maffe, les ingrédiens ne pourront pas fe mèler fi parfaitement enfemble.

§.7. Voici la manière de préparer cet Onguent. On melera auparavant tous ces ingrédiens parfaitement enfemble, on fera fondre une quantité

fuffi-

fuffifante de graiffe de mouton ou
fuif de bœuf fur un feu doux. Lorfque la graiffe fondue commencera à
fe refroidir (car elle ne doit pas
être trop chaude par rapport au fou-
fre) on incorporera la poudre des
ingrédiens dans la graiffe fondue, enfuite on ajoutera de l'huile de navette pour rendre la maffe plus mol-
le & pour la pouvoir rémuer plus
facilement. On aura foin de remuer
la maffe, avec une cuillère de bois,
jufqu'à ce que le tout foit parfaitement melé enfemble. Au moyen de
l'huile de navette on obtiendra un
onguent fort commode pour les frictions.

§. 8. Lorfque cet onguent fera
ainfi préparé, la perfonne attaquée
de la Gale prendra de la groffeur
d'un petit pois de cet onguent avec
la pointe du doigt, qu'on frottera
toujours de travers fur les quatre
jointures des bras & des jambes. On
fe frottera une feule fois par jour,
favoir le foir avant le coucher. On
continuera les frictions jufqu'à la
parfaite guerifon. Chaque fois avant
de

de faire la friction, on lavera les huit jointures avec de l'eau chaude pour òter la vielle graisse.

§. 9. Il n'y a pas d'autres preparatifs à faire, qu'avant de commencer les frictions, on fera prendre au malade une purgation d'un demi dragme de Racine de Jalap en poudre. Après que la guerison fera achevée on purgera une seconde fois le malade. Si la gale est opiniâtre dans quelqu'individu, on le fera purger par intervalle.

§. 10. Ce rémède n'a aucune mauvaise odeur. Il a cet avantage, qu'il n'a jamais aucune suite dangereuse ; ce qui n'est que trop ordinaire à l'emploi des onguens mercuriaux. Les malades jouissent d'une parfaite santé après la guérison operée par ce rémède. Il guérit radicalement la gale en peu de tems. Ce seroit une absurdité, même une ingratitude insigne que de vouloir révoquer en doute l'efficacité excellente & les effets particuliers de ce rémède, tandisque plus de de deux mille militaires & autres personnes in-

A 4 fectés

fectés depuis longtems, ont été guéries gratuitement par le même rémède. Plufieurs militaires ont donné des atteftats convaincans avec la plus vive réconnoiffance, comme le prouvent les atteftations authentiques imprimées. Si la gale réfifte à ce rémède dans quelques individus, on ne doit pas lui imputer quelque inefficacité, mais à la negligence des malades, à leur impropreté, à ce qu'ils couchent avec des galeux ou dans un lit infecté par la gale : ou que les malades font infectés de quelqu'autre maladie par exemple d'une maladie fiphilitique ou fcorbutique &c.

§. 11. Ce rémède peut être de la plus grande importance pour les armées, car combien de mille militaires reftent oififs dans les hôpitaux, qui pourroient fervir l'état. N'eft-t-il pas évident, que par cette maladie le fervice de la guerre fouffre extrêmement. C'eft donc rendre le plus grand fervice aux gouvernemens, que de déraciner ce fléau des armées, en indiquant un moyen prompt d'extirper en

peu

peu de tems cette contagion. A quoi
fert-il de laiſſer croupir dans les hôpitaux pluſieurs mille hommes robus-
tes, fains & capables de porter les
armes, qui ne font qu'entretenir leur
fainéantiſe aux dépens de l'état, que
de chanter, de faire du tapage & de
ruiner les batimens, où font établi
les hôpitaux de galeux.

§. 12. Il s'agit ici d'indiquer un plan
facile d'extirper cette maladie conta-
gieuſe de toute une armée. Ce plan
conſiſte en deux points eſſentiels: 1)
de faire appliquer un rémède, qui guérit parfaitement cette maladie. C'eſt
à cette vue que je viens de publier le
rémède ci-deſſus, prouvé par tant d'expériences: 2) de faire exécuter le plan
fuivant: A) On enverra la recette de
ce rémède contre la gale à chaque Régiment. B) On fera évacuer fans de-
lai tous les hôpitaux de galeux & on
renverra chaque perfonne attaquée de
la gale à fon Régiment, car une des
premières précautions à prendre, c'eſt
de renvoyer tous les militaires attaqués de la gale à leurs Régimens. C'eſt

A 5   dans

dans les hôpitaux où cette contagion se propage & s'entretient plutôt, qu'ailleurs par différentes causes presqu'inévitables, par exemple par le mauvais air & la malpropreté, parcequ'un galeux aura touché un autre galeux à moitié gueri, ou qu'on se sera servi de linge infecté de la gale ou que l'on aura couché dans le lit ou sur la même paille infectée c'est par l'une ou l'autre de ces causes, que l'on voit sortir fort souvent plusieurs galeux des hôpitaux sans être guéri parfaitement. C) L'Officier de Santé de chaque Régiment devra faire une liste exacte de tous les individus attaqués de la gale. D) On fera préparer une masse de cet onguent à proportion de la quantité d'hommes galeux. E) L'Officier de Santé fera distribuer à chaque Sergent, la portion nécessaire pour le nombre des infectés de sa Compagnie. F) Le Sergent ou le Caporal sera obligé d'avoir soin de faire exécuter avec toute la précision possible l'usage de ce rémède. Il veillera à ce, que les galeux couchent separés des autres jusqu'à leur entière guérison. G) Que ceux,

qui

qui négligeront l'ufage du rémède fe-
ront puni d'une manière à limiter par
le Chef du Régiment, car il y a quelquesfois des hommes fi indifférens, fi
négligens pour ce qui régarde leur pro-
pre confervation, qu'ils fe foucient
fort peu de fe donner la peine de fui-
vre les bons confeils dans une maladie, où la mort n'eft pas à craindre.
J'ai vu plufieurs exemples de malades, qui par étourderie ou par une
pure négligence fe trainoient avec des
maladies très longtems, & infectoient
en même tems les autres.

§. 13. En appliquant ce rémède &
en exécutant ce plan on recueillera
plufieurs avantages très intéreffans ;
car en premier lieu on pourra par là
extirper ce fléau des armées ; en fe-
cond lieu tous ces hommes oififs dans
les hôpitaux feroient rendu au fervice & en troifième lieu, les Officiers
de Santé, qui avoient l'infpection des
galeux pourroient faire le fervice
dans d'autres hôpitaux.

§. 14. S'il y a quelqu'individu, qui
eft attaqué d'une gale très inveterée
(dont j'ai eu feulement deux cas par-

mi le grand nombre de malades, qui ont été guéri par mon rémède) on le traitera alors de cette manière:

1) Au commencement du traitement on fera prendre une purgation au malade.

2) Enfuite il fera les frictions avec l'onguent indiqué ci-deffus.

3) On fera prendre en même tems chaque jour avant le coucher, deux pillules de cette recette.

Rec. Calom. fubtiliff. lævig. Scrup. I.
    Sulph. antimon. tertiæ præcipitat. Scrup. IV.
Gum. guajac. Drach. I.
Balfam. peruvian. q. s. m. f. pil. N° 40.

4) Le malade fe lavera tous les jours, le matin & le foir avec une forte décoction de racine d'aunée ou de feuilles de fauge.

La gale la plus inveterée fera guérie parfaitement fans la moindre mauvaife fuite.

§. 15. Lorsque les ingrédiens alloient à me manquer à caufe du grand nombre de malades, auxquels j'avois diftribué gratuitement le rémède; je conçus l'idée de faire une nouvelle épreuve pour effayer s'il n'y avoit pas des moyens de guérir la gale fans aucun onguent, en appliquant un rémède externe tiré uniquement du regne des plantes. Je fit faire une forte decoction de feuilles de laurier, de la racine d'aunée decoupée & de feuilles de la fauge. J'ordonnai à deux perfonnes attaquées de la gale de fe laver deux à trois fois par jour de cette décoction parmi tout le corp moyennant une éponge trempée dans cette décoction. Je fis prendre des purgations en même tems aux malades. Ils furent parfaitement guéri en peu de tems. Mes occupations littéraires confacrées à l'utilité publique ne m'ont pas permis de pourfuivre cette expérience par des effais réiterés. Ceux dont leur devoir eft de traiter cette maladie pourront répéter cet effai. Je crois du moins que cette épreuve pourra peut-être conftater l'obfervation, que les puftules de la gale prennent

leur

leur origine d'un infecte, qu'on y a découvert.

§. 16. Il y a quelques fois des militaires attaqués d'ulceres aux bras, aux jambes, &c. qu'ils prétendent être un dépôt de la gale. Mais ces ulceres proviennent plutôt d'une fuite de grandes fatiques dans un tems froid ou humide. J'ai fait diftribuer gratis aux perfonnes attaquées de telles ulcérations l'onguent fuivant: on prend des fleurs de lavande (*flores Lavendulæ*) réduites en poudre deux drachmes; de la racine de grande valeriane (*Valeriana major*) trois drachmes; de la graiffe de mouton un quart d'once & du miel une once. On mêle ces ingrédiens fur un feu doux. On fait un emplâtre de cet onguent, qu'on applique feulement tous les deux jours une fois fur la playe. Moyennant cet onguent plus de quarante militaires ont été guéri de ces accidens dans un espace de tems très court.

REMARQUES.

Combien de projets utiles & absolument nécessaires pour la conservation des hommes & des animaux domestiques ne pourroit t-on pas faire, si l'on n'avoit pas à craindre des contradictions & même des entraves, qu'y mettent le despotisme & la jalousie de certains hommes dont leur devoir même est d'encourager les hommes, qui se consacrent à des recherches pénibles.

Voici un fait frappant. On sait que la Dysenterie enleve tant d'hommes de tout âge & depeuple quelquefois des provinces. Cette maladie destructive se manifestoit autrefois à peine dans une période de huit à dix ans, tandisqu'aprefent elle exerce ses ravages presque toutes les années tantôt dans une contrée de l'Europe, tantôt dans une autre, particulièrement dans les grandes armées (*). Elle doit être regardée, comme une des maladies les plus dangereuses & les plus nuisibles au genre humain. Malgré tous les efforts, qu'on a fait jusqu'à nos jours contre cette maladie, on n'a pu parvenir encore à trouver un ré-

---

(*) N'est t il pas connu de tout le monde, quels ravages cette maladie meurtriere a fait dans les armées pendant la guerre actuelle. N'est-t-il pas de notoriété publique, qu'une seule puissance a perdu plusieurs mille militaires par les effets desastreux de la Dysenterie dans une seule campagne, malgré tous ces prétendus excellens rémèdes de la medicine moderne.

mède parfaitement efficace, qui guérit la
plus grande partie des malades dans un
tems, où la Dyſenterie eſt très maligne
& qu'elle fait les plus grands ravages.
C'eſt ce qui m'engagea, il y a longtems
de faire des recherches particulieres par
un grand nombre d'eſſais contre cette
contagion, toutes les années, que la Dyſenterie a reparu dans nos contrées. Par
des eſſais continuels & réiterés faits avec
toute la précaution poſſible & par des
grands ſacrifices (parceque je fis diſtri-
buer gratis (1) tous les rémèdes aux
malades indigens) je decouvris deux rémèdes contre la Dyſenterie, dont un des
plus efficaces, au moyen duquel un grand
nombre de malades, d'après les expériences que j'en ai faites, ont été tirés
hors de dangers à la période même la
plus critique de la maladie (2). Comme
ce rémède faiſoit beaucoup d'éclat par ſes
guériſons dans une ville d'allemagne, la
jalouſie reveilla une certaine claſſe d'hom-

_____

(1) Les différentes gazettes allemandes de Cologne du mois d'Août & de Septembre 1793 an-
noncèrent publiquement, que ce rémède contre
la Dyſenterie ſeroit diſtribué gratis à tous les
pauvres malades de la ville Cologne, des pays de
Cologne, de Juliers, de Berg &c. ſans diſtinction
de Réligion.

(2) Comme l'expérience décide tout en medicine, on a vu des exemples très frappans de l'inefficacité & des facheuſes ſuites des nouveaux rémèdes tant vantés contre la Dyſenterie & contre
le flux de ſang, par exemple les vomitifs, &c.

mes pour s'oppofer à l'accueil que le public fit de ce rémède. C'étoit le Senateur hypocrite D*** qui fe mit à la tête d'une cabale infernale dont les Docteurs venerables M*** & H*** étoient les Chefs-Rabbins de la fecte *****. On fit jouer le premier rôle par le petit Magot C***. On mit toutes fortes d'entraves à la diftribution d'un rémède, qui avoit déja fauvé tant de monde (3) en fe fouciant fort peu, que le pauvre peuple périt & que les malades indigens mourufant fans fecours, car ces bons chrétiens ne couroient qu'auprès les malades riches & on ne voioit jamais un de ces refpectables Docteurs entrer chez un pauvre malade pour le fécourir.

C'eft ainfi, que les amis de l'humanité fouffrante font perfécutés en recompenfe de leurs facrifices & de leurs travaux pénibles, par les ennemis de la felicité publique. C'eft ainfi, que ces différens defpotes étouffent les vues falutaires fous le prétexte fpécieux, que des rémèdes , dont on ne connoit pas la compofi-

_____

(3) Quelle ne feroit pas envers le public la refponfabilité de ces fcélérats , qui après avoir retranché tout fecours aux malades indigens , les voient périr avec fang froid; qui, pour fatisfaire à leur abominable jaloufie, fe foucient fort peu, qu'un pere foit enlevé par la mort à fes pauvres enfans, & qui enfin fe gardent bien de fecourir par leur bourfe & par des rémèdes les pauvres malades, mourant fur la paille.

pofition ne doivent pas être mifes en ufage. Faut-t-il donc, qu'un Curieux en medicine, qui après avoir fait tant de de facrifices & tant de travaux pour la recherche d'un rémède, foit obligé de revéler fa découverte à ces jeunes médecins d'eau douce pour obtenir une approbation munie d'un très grand fceau, tandisque cent & cent expériences ont conftaté l'efficacité & qu'il eft évidemment prouvé que ce rémède eft le plus falutaire de tous les rémèdes connus jusqu'à nos jours, contre telle ou telle maladie (4). Il y aura toujours une guerre éternelle entre le petits Medicins d'école (il n'eft pas queftion des medicins fages ni des vieux practiciens) & entre les Empiriques, les medicaftres & arcaniftes. Je me fuis fort fouvent bien diverti, lorsque j'entendis goguenarder des petits

(4) Si un rémède opère trente jusqu'à cinquante guérifons parfaites, fans avoir des facheufes fuites ; fi un rémède guérit la plupart des maladies, contre lesquelles il eft fixé. Quel droit auroit-t-on de mettre des entraves à fon ufage. C'eft par la malveillance de ces hommes jaloux, que fouvent d'excellentes découvertes font enfévelies dans le tombeau avec leurs auteurs. J'ai connu un Médecin, qui avoit découvert par des effais innombrables, un rémède très efficace contre le cbancre. J'ai vû deux guérifons très remarquables de cette terrible maladie opérées par fon rémède, mais des ennemis déteftables de l'humanité ont été la caufe, que ce fecret fi eftimable a été perdu avec la mort de l'auteur. Voilà de quoi les hommes méchants font capables.

medicins contre les empiriques & les char-
letans , qui au fond étoient les plus
grands charlatans & les plus barbares **.
Il eft très vrai, qu'il a toujours exifté
des grands charlatans, même entre les
medicins, comme Ailhaud &c , qui ont
eu la préfomption ridicule de fe vanter
d'avoir découvert un rémède univerfel.
Un rémède contre toutes les maladies
eft une chimère, une effronterie même,
une fourberie publique. Mais il y a bien
de la différence entre un Empirique &
un Curieux en medicine, qui avec une
profonde connoiffance dans la medicine
pratique, s'attache avec un esprit obfer-
vateur à une recherche infatigable & dis-
pendieufe pour découvrir des nouveaux
rémèdes (contre des maladies particulieres) plus efficaces, que ceux, qu'on connoit jusqu'apréfent. C'eft par cette raifon, que la France a fourni quelques
grands Médecins qui fe dévouoient à l'é-
tude de quelques maladies en particulier
& qui ont effectué des guérifons rémar-
quables. Croit-t-on que l'étude de la
nature eft épuifée ? Que ces jeunes Médecins refléchiffent bien fur ce qu'a dit
le Philofophe SENEQUE : *Veritas nondum
eft occupata, multum ex illa etiam futuris ré-
lictum eft. — Multum adhuc reftat operis ,
multumque reftabit, nec ulli nato poft mille fe-
cula præcludetur occafio aliquid adjiciendi.*
(Epift. 33. 64.)
Je l'ai dit ailleurs & je le repete, que
tant que les jeunes Médicins ne s'ac-

quèrent une connoiffance très profonde dans l'hiftoire natürelle, dans la phyfique, dans l'hiftoire des découvertes en médicine des différens peuples & particuliè ement dans la recherche de la combinaifon & de la proportion des vertus des productions des trois regnes de la nature les unes envers les autres, ils opéreront peu de guerifons importantes C'eft dans cette dernière recherche pénible, que font cachées les découvertes des plus grands fecrets de la nature. Je fuis peut-être le premier, qui ait entrepris cette route fi couteufe & fi pénible; c'eft par cette combinaifon étudiée depuis trente ans, que j'ai découvert plufieurs rémèdes très efficaces contre des maladies opiniâtres, comme l'hydropifie, le mal caduc, la fuppreffion des regles, les fievres intermittentes, la dyfenterie, les maladies de l'eftomac, &c. &c. qui fûrement furpaffent les rémèdes connûs jufqu'à nos jours contre ces mêmes maladies. Ce ne font pas cent expériences, maisprès de mille qui conftatent les effets particuliers de ces découvertes, comme il fera prouvé par un mémoire très étendu.

Il eft conftaté par tant d'expériences journalières, que le créateur a caché dans la nature plus de vingt rémèdes contre une feule maladie. Ces vertus cachées dans les productions de la nature font les preuves les plus convaincantes de l'exiftence d'un Etre fupreme,

C'eſt par des hazards particuliers ou par des ſacrifices dispendieux (comme je l'ai dit ailleurs) par un zele infatigable, par des recherches aſſidues, par des eſſais réïtérés (faits avec toute la précaution poſſible) par une combinaiſon induſtrieuſe & par un esprit obſervateur, qu'on parvient à découvrir des rémèdes qui peuvent parfaitement guerir des maladies les plus rebelles.

La plupart des jeunes médecins ne ſont pas en état, ni de faire des ſacrifices gratuites, ni des recherches couteuſes. Il intéreſſe le bien-être de tous les hommes de faire des loix ſages pour prévenir toute facheuſe ſuite pour l'humanité ſouffrante. Je propoſerai aux gouvernemens de ne jamais permettre la pratique aux jeunes médecins en en ſortant des colleges, qu'après avoir frequenté un grand hôpital pendant trois à quatre ans ou d'avoir praſiqué auſſi longtems ſous un ancien practicien. Il exiſte dans tous les pays tant d'exemples convaincans des traitemens préjudiciables de malades par des jeunes Médecins récennement ſorti du college, que les gouvernemens devroient une fois ſonger à faire une loix ſi ſalutaire pour rémedier à tant d'abus. Je ne citerai qu'un ſeul exemple. Ne ſeroit-t-il pas très important pour le bien de l'humanité ſouffrante de borner dans la Médicine pratique l'uſage trop inconſideré des vomitifs dans les fiévres putrides, dans la Dyſenterie,

dans les différentes maladies de l'eſtomac, &c. &c. J'espere que tant de preuves convaincantes des abus de cette methode ne reſteront plus longtems incon-
nues aux yeux de vrais amis de l'humanité, qui ne tarderont pas à s'oppoſer à
une methode ſi nuiſible & qui ſeroient ou-
tragés de voir quelques jeunes Médecins
ſans expérience ſe jouer de la vie de l'homme. Je ne blâme en aucune manière les
bonnes intentions des Médecins experts,
qui ont introduit les vomitifs, mais à combien de fâcheuſes ſuites n'eſt-elle pas aſ-
ſujettie cette methode, quand elle prati-
quée par un homme ſans expérience? Il
exiſte beaucoup d'exemples de cês traitemens inconſiderés, puisque des malades
ſont morts après l'effet des vomitifs; d'autres ont été attaqués de cruelles maladies
d'eſtomac, qu'il étoit plus difficile de guérir, que la premiere maladie. Les fiévres
putrides enlevent presque toutes les années tant de malades parmi toute l'Europe. Il exiſte cependant un rémède fort
ſimple & peu couteux, par lequel, ſans
vomitifs, tous les malades ont été gué-
ris, ſans que les malades aient jamais ſen-
ti le moindre mauvais effet de ce rémède,
en recouvrant la plus parfaite ſanté, ex-
cepté les cas, où l'on avoit trop tard ap-
pliqué ce rémède.

C'eſt une conduite très impolitique de
quelques gouvernemens de l'Europe,
qu'ils n'ont ni encouragé ni recompenſé
les auteurs des nouvelles découvertes &

des nouvelles obfervations, comme ils le méritoient. On a prodigué, au contraire des récompenfes & des penfions à des fainéans, tandisque les auteurs d'une nouvelle découverte avoient à peine de quoi vivre. Rien n'a jamais plus contribué à l'agrandiffement & à la propagation des fçiences & des arts & de toutes les connoiffances humaines, que les nouvelles obfervations, les nouvelles inventions & découvertes. A mon avis une feule découverte a plus de mérite, qu'un gros volume de matieres rebattues. Les académies des fçiences ont toujours eu la vue, vraiment louable d'offrir des prix & des recompenfes pour la découverte de quelques rémèdes contre des maladies opiniâtres, mais les recompenfes n'étoient pas proportionnées à l'importance des travaux pénibles, & des recherches dispendieufes, que les favans induftrieux auroient dû confacrer pour découvrir les rémèdes, qu'on avoit propofé. Je fuppofe, que quelquefois les facultés des academies ne permettoient pas de fixer des prix proportionnés à l'importance de la découverte d'un rémède, qui regarde toute l'humanité. Mais c'eft toujours le devoir d'une académie d'engager le gouvernement de récompenfer généreufement les découvertes & d'encourager les hommes à talens d'une manière diftinguée."

Les travaux infatigables des académies des fçiences & des fociétés littéraires de l'Europe ont depuis le dernier fiècle jus-

qu'à nos jours prodigieufement contri-
bués aux progrès rapides des fciences &
des arts, mais il eft très étonnant, qu'el-
les n'aient pas plus tourné leurs vues
louables vers la perfection rapide de la
médicine pratique, c'eft à dire vers la recherche des rémèdes les plus efficaces
contre chaque maladie en particulier. La
fanté de l'homme eft fans contredit le ga-
ge le plus précieux, qu'il poffede dans ce
monde & à quoi lui fervent toutes les ri-
cheffes & toutes les puiffances du monde,
quand il l'a perdue (5).

Si l'on n'avoit pas à s'attendre à des contradictions de la part de certains hommes,
qui fe font un mérite de s'oppofer à des ve-
rités neuves, je pourrois propofer un
nouveau plan très important pour l'humanité; c'eft par ce plan intéreffant, que les
gouvernemens pourroient faciliter la ra-
pidité des progrès de la médicine pratique;
c'eft par ce même plan, qu'on pourroit
prévenir une mort prématurée de tant de
millions d'hommes & prolonger leur vie.

(5) C'eft par cette raifon qu'on doit regarder
les Médecins bienfaifans, comme les Citoyens les
plus utiles & les plus respectables de l'état, lors-
qu'ils fe comportent en vrais amis de l'humanité
fouffrante, en traitant avec autant de foin & de
précaution le malade indigent que le riche. C'é-
toit chez les anciens peuples, que les Médecins
poffedoient les premiers rangs & jouiffent de la
plus haute eftime. On doit être furpris fur l'indif-
férence que les peuples d'aujourd'hui témoignent
envers cette claffe d'hommes fi importante à tous
les états.

Imprimé en France
FROC031318101120
25696FR00016B/202